AF200631

Versicherungen für Berufseinsteiger

Unter besonderer Betrachtung der Risikoabwägung

- Grundüberlegungen-

Rolf Steinkampf, Mönchevahlberg

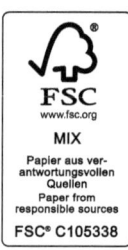

FSC
www.fsc.org
MIX
Papier aus ver-
antwortungsvollen
Quellen
Paper from
responsible sources
FSC® C105338

Bibliographische Informationen der
Deutschen Nationalbibliothek

Die Deutsche Nationalbibliothek
verzeichnet diese Publikation in der
Deutschen Nationalbibliografie, detaillierte
bibliografische Daten sind im Internet unter
http://dbn.dbn.de abrufbar.

© 2020 Rolf Steinkampf

Herstellung und Verlag:

BoD - Books on Demand, Norderstedt

ISBN 978-3-7504-9531-9

Inhalt

Einleitung

In diesem Buch sollen Grundüberlegungen abseits aller Tarifvergleiche und detaillierter Fragen zu den Vertragsbedingungen betrachtet werden. Für die Vertragswerke gilt:

1) Sorgfältig lesen. Lochen und abheften allein genügt nicht!

2) Wem solche Formulierungen und Formulare ungewohnt oder zuwider sind, der sollte sich gebührenpflichtige Beratung dazu holen von jemandem, der keine Versicherungen verkauft

Der Abschluss von Vorsorgeversicherungen wie Pflege, Rente, Berufsunfähigkeit erfordert größte Aufmerksamkeit. Anders als bei der KFZ Versicherung können sie nicht jährlich ohne Nachteile wechseln. Sie können im Prinzip überhaupt nicht wechseln. Sie können zwar kündigen und damit den gesamten oder fast den gesamten Versicherungsschutz verlieren. Meist können Sie jedoch nicht sinnvoll eine andere Versicherung beginnen, weil die Vorteile des jungen Eintrittsalters nun verloren sind.

Und sie versichern hier auch kein Auto, dass sie in 8 Jahren wieder verkaufen, sondern sich und Ihr Leben, und das manchmal für mehr als ein halbes Jahrhundert.

Pflichtversicherungen

Wenn ein junger Mensch in den Beruf einsteigt, steht sie vor der Frage, welche Versicherungen sie über die Pflichtbeiträge hinaus abschließen sollte. In der Krankenkasse und meist auch in der gesetzlichen Rentenversicherung ist sie i.d.R. pflichtversichert.

Damit steht ihr nach dem fünften Beitragsjahr eine Erwerbsminderungsrente aus der gesetzlichen Rentenversicherung zu, wenn sie durch Unfall oder Krankheit so stark eingeschränkt sein sollte, dass sie dauerhaft, mindestens sechs Monate, nicht länger als sechs Stunden (Teilrente) oder drei Stunden (Vollrente) in irgendeiner Tätigkeit arbeiten kann. Diese Rente ist allerdings sehr gering und die Zugangsvoraussetzungen sind hoch. Da muss es einem Menschen schon wirklich extrem schlecht gehen, um diese Rente zu bekommen. Es gibt diese Fälle z.B. bei einer schweren Immunerkrankung oder Krebs. Wir wollen nicht hoffen, dass das bei unserer jungen Berufseinsteigerinn irgendwann eintritt. Tatsächlich ist das statistisch gesehen auch die Ausnahme.

Betriebliche Unfallversicherung

Erleidet sie im Rahmen der beruflichen Tätigkeit einen Unfall, bekommt sie von der Berufsgenossenschaft, sofern der Betrieb, in dem sie Arbeitet, in einer solchen Pflichtmitglied ist, ebenfalls eine Rente. Diese ist deutlich höher, als die Erwerbsminderungsrente und bietet tatsächlich eine gewisse Absicherung der Grundbedürfnisse. Der Leistungsfall tritt aber nur ein, wenn es ein Arbeitsunfall war. Dazu gibt es umfangreiche Rechtsprechung. Dieser Versicherungsschutz ist folglich nur eine Absicherung gegen sehr spezielle Gefahren.

Alle Freizeitunfälle, ob nun beim Sport oder im Autounfall oder auch die klassische Kletterei auf einem dafür ungeeigneten Stuhl, um die Deckenleuchte zu montieren oder das obere Schrankfach zu erreichen, fallen nicht darunter. Diese Fälle kann man mit einer privaten Unfallversicherung absichern. Dass der Monatsbeitrag oft unter zehn Euro liegt hat seinen Grund darin, dass der Leistungsfall, also der Fall, in dem die Versicherung zahlt, nur sehr selten eintritt. Voraussetzung für eine Rente ist meist eine dauerhafte und nicht umkehrbare Behinderung von mindestens 50% um die volle Rente zu erhalten. Besteht jedoch die Gefahr, dass das Unfallopfer noch in Jahresfrist verstirbt, gibt es erstmal gar nichts.

In welchen Bereichen Vorsorge getroffen werden muss

Da nun der Arbeitsunfall, die Krankheit oder eine bescheidene Altersrente per Pflichtmitgliedschaft abgedeckt sind, bleiben drei existenzielle Bereiche, für die eigene Vorsorge zu treffen ist. Das sind die Berufsunfähigkeit, die Pflegebedürftigkeit und die finanzielle Versorgung im Alter über das sehr bescheidene Maß der gesetzlichen Rente hinaus. Im Fall einer selbständig Tätigen, die nicht Mitglied der Rentenkasse ist, muss die eigene Vorsorge für das Rentenalter komplett allein übernommen werden. Hat die Berufseinsteigerin später eine Familie, so kommt die Lebensversicherung hinzu.

Natürlich gibt es noch eine ganze Reihe anderer Versicherungen, die ein junger Mensch abschließen muss. Da ist z.B. die

Haftpflichtversicherung für das Auto. Ohne diese wird das Auto nicht für den Straßenverkehr zugelassen. Es könnte auch nahezu Niemand einem Unfallopfer eine lebenslange Rente zahlen, wenn unsere junge Fahrerin beispielsweise ein Kind überfahren hätte.

Risikokompetenz im Alltag- ein Beispiel

Hinsichtlich des Autofahrens ist ein merkwürdiges Phänomen die Regel: Der Herr Papa fährt mit einem stabilen SUV, nehmen wir an einen VW Amarok mit allerlei technischen Sicherheitseinrichtungen, und die 18 jährige Tochter wird mit einem niedlichen Kleinwagen ausgestattet. Da ist es ja nicht so schlimm, wenn sie beim

Einparken die Straßenlaterne touchiert. Hier liegt eine unzureichende Risikoabwägung vor. Der Herr Papa, es kann auch Muttis Porsche betreffen, möchte verständlicherweise nicht, dass seinem teuren Lieblingsgefährt eine Schramme zugefügt wird. Das ist nachvollziehbar. Also fährt unsere Auszubildende oder Studentin eben mit dem preiswerten Nissan Micra herum. Der soll e nur ein paar Jahre halten, bis sie etwas Größeres bekommt, wenn sie ein eigens Einkommen hat. Zur Unfallstatistik passt das nicht. Die Unfallhäufigkeit ist bei Fahranfängern um ein Vielfaches höher, als bei langjährigen Fahrern. Spätestens wenn Mutti nach dem Anruf der Polizei mit ihrem Porsche oder der Herr Papa mit seinem geliebten Amarok am Unfallort vorfährt und zusieht, wie die zerquetschte Tochter aus dem zertrümmerten nun nicht mehr so niedlichen Kleinwagen in eine graue

Kiste umgeladen wird, geht ihnen vermutlich ein Licht auf, das es vielleicht doch eine gute Idee gewesen wäre, dem Töchterchen vielleicht den eigenen SUV mit all seinen Sicherheitsfeatures und der guten Knautschzone anzuvertrauen. Wie gern würden sie jetzt einen Lackschaden wegen der blöden Straßenlaterne, die da ganz plötzlich neben dem Parkplatz stand, bezahlen.

Die Investition in ein sichereres Auto als den niedlichen Kleinwagen mit den hübschen Katzenpfoten darauf und der geschmackvollen Inneneinrichtung oder alternativ das zeitweise Überlassen des eigenen PKW und ggf. Abschließen einer Vollkaskoversicherung zu höheren Prämien ist vielleicht doch nicht ganz verkehrt. Lackschaden hin oder her- die meisten Eltern werden den Wert ihrer Tochter oder ihres Sohnes, die gerade den Führerschein erworben haben, bei Betrachtung aller Umstände und korrekter Risikoabwägung wohl mehr als geringfügig höher einschätzen, als den des geliebten Porsche, der jetzt nach Töchterchens Beerdigung so hämisch grinsend in der Einfahrt steht- mit unversehrtem Lack.

Nehmen Sie einmal einen ganz normalen Alltag. Zählen Sie, wieviel Kraftfahrzeuge Ihnen heute auf der Landstraße begegnen. Berücksichtigen Sie dabei, dass beide in nur 2-3 m Abstand mit je 100 km/h aneinander vorbeifahren und sie den anderen Fahrer noch nicht einmal kennen. Aufprallgeschwindigkeit beim Frontalzusammenstoß: 200 km/h. Abends sehen Sie sich dann mal den ADAC Crashtest von Töchterchens niedlichem Kleinwagen bei 50 km/h auf youtube an. Jetzt bedenken Sie, dass die Aufprallwucht mit dem Quadrat der Geschwindigkeit steigt. Vierfache Geschwindigkeit bedeutet somit sechzehnfache Aufprallwucht bei 200 hm/h.

Dass junge Menschen Risiken anders einschätzen ist das Vorrecht der Jugend. Völlig quer läuft etwas, wenn Eltern ihrem sechzehnjährigen Sohn den Führerschein für das 125ccm Motorrad bezahlen und womöglich auch noch so ein Gefährt kaufen.

Wenn dann noch der ohnehin schon wegen der misslungenen PKW- Maut hinsichtlich richtigem Umgang mit Risiken disqualifizierte Verkehrsminister Herr Scheuer anregt, die Fahrerlaubnisklasse B- PKW- ohne zusätzliche Fahrausbildung auf Motorräder mit 125 ccm auszudehnen, drängt sich die Frage auf, ob Risikokompetenz nicht bereits in der Schule gelehrt werden sollte.

Ein ganz kurzer Witz zum Thema falsche
Abwägung von Risiken aus dem März
2020:

Motoradfahrer hat Angst vor
Coronaviren.

Krankenversicherung ist gesetzlich Pflicht

Neben der Haftpflichtversicherung, die
unsere Probandin für ihr neues Auto
abschließen muss, ist sie natürlich
Mitglied einer Krankenversicherung.
Entweder als Studentin noch
familienversichert bei den Eltern, oder
in der Ausbildung mit eigenem
Einkommen eigenständig. Die
Überlegungen, ob nun Krankenkasse
oder Private Krankenversicherung
werden hier nicht betrachtet. Wichtig

ist, dass jeder krankenversichert ist. Das ist per Gesetz in Deutschland gegeben. Darüber können wir bei allem Klagen über dies und das sehr froh sein. Alle verlockenden Angebote der Versicherer für Krankentagegeldzusatzversicherung, Zahnersatzversicherung und was es sonst noch alles gibt sind Schmonzes. Die Gefahren, die hier abgesichert werden sollen, sind nicht annähernd existenzbedrohend. Wer vorhat, aus einem Krankenhausaufenthalt ein Geschäft zu machen, kann die Tagegeldzusatzversicherung abschließen. Betritt unsere Berufsanfängerin in ihren jungen Jahren das Krankenhaus dann höchstens als Besucher, so wird das ein schlechtes Geschäft.

Pflegeversicherung

Es wird aber eine Zeit in ihrem hoffentlich langen Leben kommen, in der die Wahrscheinlichkeit, dass sie längere Zeit oder sogar dauerhaft gepflegt werden muss, deutlich ansteigt. Auch wenn dieser Zeitpunkt aus Sicht einer Achtzehnjährigen unendlich weit hinten liegt, ist es ausgesprochen sinnvoll, sich bereits jetzt zu günstigen Beiträgen zu versichern. Wichtig ist dabei, einen Tarif zu wählen, der außer einer vereinbarten Dynamik mit zunehmendem Alter nicht ansteigt. Die tollen Fangangebote der Versicherer mit sogenannten Startertarifen für Berufsanfänger sind mit großer Vorsicht zu betrachten. Meist sind sie ein sehr gutes Geschäft, leider aber nur für die Versicherungsgesellschaft. Die in späteren Jahren gegenüber dem gleichbleibenden Tarif ansteigenden

Beiträge gleichen die geringeren Beiträge in den Anfangsjahren mehr als aus.

Eine Pflegeversicherung hilft, die Lücke, die zwischen der staatlichen Pflegeversicherung, in der jeder Beiträge zahlen muss, und den tatsächlich anfallenden Kosten bei Pflegebedürftigkeit abzudecken. Bereits heute kann ein Platz im Pflegeheim 3500 € oder noch deutlich mehr kosten. Schließt ein junger Mensch zu Beginn seiner Berufslaufbahn eine Pflegeversicherung ab, geschieht dies für einen Zeitpunkt, der vielleicht fünfzig oder mehr Jahre in der Zukunft liegt. Einen so langen Zeitraum ernsthaft überblicken zu wollen ist nicht wirklich möglich. Vielleicht übernimmt der Staat oder die gesetzliche Pflegekasse dann alle Pflegekosten grundsätzlich vollständig, vielleicht zahlen beide überhaupt nichts, weil der Staat zahlungsunfähig ist, vielleicht gibt es in einem halben Jahrhundert Deutschland als souveränen Staat nicht mehr, sondern die EU regelt diese Fragen EU-weit einheitlich. Dennoch wäre es unvernünftig, hier keine eigene Vorsorge zu treffen. Bei der Pflegeversicherung fällt das relativ leicht, weil sich ein klares Bild ergibt. Für eine Achtzehnjährige liegt der Beitragssatz bei etwa 15€ im Monat. Ein niedriges Einstiegsalter bedingt immer niedrige Monatsbeiträge. Mit diesem Monatsbeitrag ist die besprochene Deckungslücke aus heutiger Sicht geschlossen.

Statistisch gesehen tritt die Pflegebedürftigkeit, wenn sie denn kommt, in einem Alter ab 70 Jahren ein. Es ist deswegen sinnvoll, Vergleichsrechnungen auf diesen Zeitpunkt hin abzustimmen. Würde der Monatsbeitrag alternativ zur Einzahlung in eine Pflegeversicherung in einen kostenfreien ETF (Exchange traded fund) eingezahlt, läge die Ansparsumme bei 8% angenommener Rendite im Alter von 70 Jahren, nach 52 Beitragsjahren, bei 83.000€. Hier wäre bis zum 90. Lebensjahr eine monatliche Entnahme von lediglich 530€ möglich. Das ist deutlich weniger, als die 1500€ bei ambulanter und 2000€ bei stationärer Pflege, die die Pflegeversicherung zahlen würde. Damit ist klar, ansparen statt versichern ist keine Lösung. Welche Versicherungsgesellschaft gewählt wird ist sorgfältig zu überlegen. Hilfestellung kann hier eine Vergleichsübersicht und Bewertung der Stiftung Warentest- Finanztest bieten. Für wenige Euro kann solch eine Beurteilung als PDF Datei erworben werden. Keinesfalls sollte einfach das nächstgelegene Versicherungsbüro aufgesucht werden, auch wenn dort andere Versicherungen wie Feuer oder

KFZ bestehen. Auch eine neutrale Honorarberatung kann sinnvoll sein.

Berufsunfähigkeitsversicherung

Völlig anders kann die Situation sein, wenn es darum geht, eine mögliche Berufsunfähigkeit abzusichern. Von Seiten der Versicherungsgesellschaften wird oft auf ein hohes Risiko, berufsunfähig zu werden, verwiesen. Genannt werden Werte von bis zu einem Viertel der Berufstätigen. Mag der Wert so stimmen oder nicht, für eine korrekte Bewertung des Risikos fehlt die Angabe, in welchem Alter und für wie lange dieser Fall eintritt. Da ist es statistisch ganz eindeutig so, dass der absolute Schwerpunkt der Antragsteller auf Zahlung einer BU Rente 55, eher noch 60 Jahre alt oder älter ist. Das findet jeder bestätigt, der bei einem online Rechner zur Beitragshöhe einer Versicherungsgesellschaft einmal als Laufzeitende der BU Versicherung 60 Jahre und vergleichend 67 Jahre angibt. Der Betragsunterschied ist enorm und begründet sich daraus, dass die meisten Anträge auf BU- Rente mit über 60 Jahren gestellt werden. Umgekehrt bedeutet das natürlich, dass das Risiko einer Berufsunfähigkeit umso geringer ist, je jünger die Versicherte ist.

Höhe der vereinbarten BU-Rente

Grundsätzlich steigen die Beiträge mit dem Eintrittsalter an. Deswegen ist es sinnvoll, eine BU- Versicherung bereits mit Volljährigkeit abzuschließen, wenn man die Gefahr einer Berufsunfähigkeit absichern möchte. Dabei muss die Rentenhöhe so hoch vereinbart sein, dass der Lebensstandard gehalten werden kann. Besteht kein Vermögen, wovon wir jetzt bei unserer Berufseinsteigerin einmal ausgehen wollen, und gibt es auch keine anderen Einnahmequellen, wie das Einkommen eines Partners, so muss die BU- Rente zwingend so hoch bemessen sein, dass alle Kosten des Lebens abgedeckt werden können. Eine Dynamisierung von Beiträgen und Rente mit z.B. 3% ist deswegen bei Abschluss der Versicherung absolut notwendig, wenn man die Jahrzehntelange Laufzeit bedenkt.

Reicht die vereinbarte Rente doch nicht aus, bleibt nur der Gang zum Sozialamt. Dort jedoch wird die BU Rente voll gegengerechnet. Hat man z.b. 800 € BU Rente, kommt mit den Lebenshaltungskosten wie Nahrung, Kleidung, Miete, Altersvorsorge usw. aber nicht hin, so bleibt nur Sozialhilfe. Liegt der Anspruch hier bei 800 €, so bekommt man keine Sozialleistungen, weil man die BU- Rente hat, muss sich also trotz BU- Rente deutlich einschränken (andere Wohnung, Besuch der Tafel) und hätte sich die Beträge zur BU- Versicherung auch sparen können. Berufsunfähigkeitsversicherung ergibt nur dann Sinn, wenn die Rente wirklich so hoch angesetzt wird, dass es gut ausreicht, oder sie andere Einnahmen ergänzen kann.

Erwerbsunfähigkeitsrente

Anders sieht es aus, wenn neben der Berufsunfähigkeit auch eine Erwerbsunfähigkeitsrente der gesetzlichen Rentenversicherung gezahlt wird. Diese gäbe es zusätzlich. In voller Höhe jedoch nur, wenn nicht mindestens drei Stunden täglich gearbeitet werden kann. Anders als bei der BU- Versicherung ist es bei der Erwerbsunfähigkeit aber egal, in welchem Beruf diese drei Stunden gearbeitet werden können und ob eine solche Anstellung im bisherigen Wohnumfeld überhaupt verfügbar ist. Nicht ganz ernst gemeintes Beispiel: Wohnt Jemand im Allgäu und kann seinen bisherigen Beruf nicht mehr ausüben, könnte aber noch für drei Stunden am Tag Container auf Überseefrachtern zählen, ist sie nicht erwerbsunfähig. Sie könnte ja nach

Hamburg ziehen und dort drei Stunden am Tag Container zählen.

Zeitpunkt des Vertragsabschlusses

Der Beruf zum Zeitpunkt des Vertragsabschlusses ist neben Alter und Vorerkrankungen entscheidend für die Betragshöhe. Bei sonst gleichen Voraussetzungen zahlt eine Auszubildende als Elektrikerin oder Dachdecker vielleicht 70€, während die Studentin der Geisteswissenschaften nur 30€ Betrag aufbringen muss. Dieser Beitragsunterschied bleibt bis zum Rentenalter bestehen. Manche Berufe sind gefährlicher und beanspruchender hinsichtlich körperlichen Verschleißes, als andere. Der Leistungsfall tritt statistisch gesehen bei der Elektrikerin wahrscheinlicher ein, als bei der Geisteswissenschaftlerin. Für die Anspruchsvoraussetzung im Leistungsfall ist nachher aber nicht die Ausbildung entscheidend, sondern allein die zuletzt ausgeübte Tätigkeit. Schult die Elektrikerin später auf Physiklehrerin um, behält sie dennoch die hohen Beiträge bei. Wird die Geisteswissenschaftlerin später Handwerkerin, weil sie sich da besser selbst finden kann, bleiben ihr dennoch die niedrigen Beiträge. Da sind die Vertragsbedingungen der Gesellschaften nicht ganz ausgegoren. Wird nur die BU- Versicherung betrachtet, wäre es sinnvoll für jeden angehenden Handwerker, erstmal ein Semester auf Pastor zu studieren und dann die Lehre zu beginnen. Auf sein Leben bis zur Rente mit 67 gerechnet, summiert sich der Beitragsunterschied in diesem Fall bei 40€ Differenz im Monat auf 23520 €. Das ist ein gute

Entlohnung für ein Semester Studium. Daraus werden bis zum Renteneintritt bei 6% Rendite 103.292€ nach Abzug der Abschlagsteuer.

Entbindung von der Schweigepflicht

Berücksichtigen muss die Berufsanfängerin bei der BU-Versicherung, dass sie alle sie jemals behandelnden medizinischen Einrichtungen vollumfänglich von der Schweigepflicht entbindet. Anderenfalls kommt der Vertrag nicht zustande. Es werden also Personen in ihren persönlichsten Angelegenheiten herumwühlen, die sie noch nicht einmal kennt. Im Vertrag ist immer eine Liste der Gesellschaften angefügt, für die dieses Recht ebenfalls gilt. Diese

Dienstleisterliste kann dreißig und mehr Gesellschaften umfassen. Kommt es bei Antragsstellung auf BU- Rente zu einem Gerichtsverfahren, so werden folglich auch intimste Details vor Gericht verhandelt und Aktenkundig. Dinge, über die sie sonst nur mit ihrer Mutter oder besten Freundin sprechen würde.

Dreiviertel der gestellten Anträge auf Berufsunfähigkeitsrente werden laut Finanztest bewilligt. Bei den Streitfällen wird etwa die Hälfte vom Gericht zugunsten des Versicherten entschieden. So ein Gerichtsverfahren kann dauern und ist teuer. Da können mehrere Zehntausend Euro zusammenkommen. Im Prinzip gehört deshalb zu einer Berufsunfähigkeitsversicherung immer auch eine Rechtsschutzversicherung. Aber bitte nicht bei der gleichen Gesellschaft.

Es ist die Frage, ob jemand, der durch Krankheit, Alter oder Unfall so geschädigt ist, dass sie ihren Beruf nicht weiter ausüben kann, noch die Kraft, den Willen und finanziellen Mittel hat, um so einen ggf. mehrjährigen Prozess durchzustehen. Wenn man bedenkt, dass einer der Hauptgründe für eingetretene Berufsunfähigkeit mit steigender Tendenz eine angeschlagene Psyche wie z.B. Burnout ist, so sind hier Zweifel angebracht. Es liegt sicher nicht Jedem, seine Krankengeschichte über Jahre schriftlich darzulegen und ständig Erwiderungsschreiben zu bekommen, in denen weitere ärztliche Untersuchungen angeordnet werden und sowieso der ständig latente Vorwurf durchscheint, sie habe sich das alles nur ausgedacht.

Unterschiedliche Gefährdung

Bleiben wir einmal bei der jungen Frau, die wegen eines Bürojobs einen günstigen Beitrag von sagen wir 30€ im Monat zahlt. Dieser Beitrag resultiert daraus, dass der Versicherer davon ausgeht, dass bei dieser Tätigkeit eine Berufsunfähigkeit eher nicht zu erwarten ist. Bei aller Freude über den niedrigen Beitrag stellt sich umgekehrt die Frage, unter welchen Voraussetzungen eine Berufsunfähigkeit hier überhaupt anerkannt wird. Bei der verunfallten Dachdeckerin mit einem Arm ist nachvollziehbar- auf das Dach kann sie nicht mehr und dort oben arbeiten und sich gleichzeitig festhalten schon gar nicht. Eine einarmige Bürokraft ist kein Problem. Auch eine Querschnittslähmung steht ihrem Beruf nicht im Weg. Selbst eine Schwerbehinderung von mehr als 50%, der Leistungsfall für eine Unfallversicherung, löst nicht zwingend die Leistungspflicht einer Berufsunfähigkeitsversicherung aus. Da kommt es sehr auf die Art der Behinderung an.

Sicher, eine psychische Erkrankung kann bei Büroarbeit eine BU- Rente auslösen. Dabei stellt sich die Frage, wie dauerhaft diese Erkrankung ist. Der Versicherungsnehmer wird schon im Eigeninteresse bemüht sein, hier Heilung zu erfahren. Die Leistungspflicht der BU- Versicherung endet dann mit der Genesung, die eine Wiederaufnahme der bisherigen Tätigkeit erlaubt.

Eine Beeinträchtigung von nicht mehr als 50% bei der Fähigkeit den Beruf auszuüben führt nicht zum Leistungsfall. Das bedeutet, kann die Versicherte ihren Beruf nur mit halber Leistung ausüben, zahlt die BU Versicherung nicht. Die zumutbare Einkommenskürzung durch gesundheitliche Beeinträchtigung ist dabei allerdings durch die Rechtsprechung auf 20% begrenzt

Berufe, die zu geringeren Monatsbeiträgen gegen Berufsunfähigkeit versichert werden, erhalten diese niedrigeren Beiträge entgegen häufiger Annahme nicht vorrangig deswegen, weil sie ein geringeres Risiko bergen, durch den Beruf selber berufsunfähig zu werden. Die Dachdeckerin kann natürlich viel schneller einen Unfall erleiden oder wegen Bandscheibenproblemen nicht mehr arbeiten können, als die Verwaltungsfachangestellte. Diese Betrachtung würde allein schon dadurch relativiert, dass ein erheblicher Teil körperlicher Beeinträchtigungen auf Ereignisse in der Freizeit zurückgehen.

In der Freizeit neigen Menschen, die im Büro arbeiten, eher zu gefährdenden Gestaltungen, als die Dachdeckerin, die nach ihrem Arbeitstag ganz froh ist, vielleicht einfach nur auf der Terrasse sitzen zu können. Hinzu kommt, dass die Unfallverhütungsvorschriften heute derart komplex werden, dass das Unfallrisiko in ursprünglich gefährlichen Berufen deutlich abgesenkt wurde. In der Freizeitgestaltung ist eher der umgekehrte Trend zu beobachten. Wer das nicht glaubt, vergleiche einmal heutige Dacharbeiten mit Gerüst und Sicherheitsfangnetzen oder von Hubbühnen aus mit den Arbeiten auf langen Leitern und Dachleitern vor zwanzig oder dreißig Jahren und sehe dann einem Downhill- Fahrer zu.

Nein, der Hauptgrund für geringere Monatsbeiträge in manchen Berufen liegt darin, dass eine Berufsunfähigkeit im Sinne der Versicherungsbedingungen auch bei starker gesundheitlicher Einschränkung immer noch nicht gegeben ist. Das zu berücksichtigen ist wichtig bei der Risikoabschätzung für die Frage, ob die Verwaltungsfachangestellte eine Berufsunfähigkeitsversicherung abschließen sollte.

Handwerkerin mit hohen Monatsbeiträgen

Kommen wir nun aber zu einem Beruf mit höherer Gefährdung und höheren Beiträgen. Nehmen wir an, die junge Frau beginnt mit 17 Jahren eine handwerkliche Ausbildung und schließt gleich zu Beginn eine BU Versicherung ab, weil sie gehört und gelesen hat, dass diese Versicherung absolut notwendig ist. Nehmen wir weiterhin an, der

Beitrag läge bei 70€ im Monat und sie würde sich sinnvollerweise bis zur Altersrente mit 67, also für eine Laufzeit von 50 Jahren versichern. Dabei wählt sie die wie dargestellt zu geringe Monatsrente von 1000€ für Berufsunfähigkeit, weil sie sich noch höhere Beiträge nicht leisten kann oder will, aber das lassen wir jetzt mal außer Acht. Für die Vergleichsrechnung spielt das keine Rolle.

Für diesen praxisnahen Fall ergibt sich folgende Vergleichsrechnung: Angenommen, sie würde die 70€ Monatsbeitrag nicht in die BU Versicherung einzahlen, sondern auf einen gebührenfreien ETF auf den MSCI World. Für die Dauer von 40 Jahren ist aus der zurückliegenden Rendite die Ableitung einer künftigen Erwartung von 8% nicht garantiert, aber realistisch. Wird mit der Entnahme von 1000€ monatlich im Alter von 54 Jahren begonnen und für die dann verbleibende Zeit bis zum Alter 67 die Renditeerwartung unter Berücksichtigung des näherliegenden Laufzeitendes auf 6% herabgesetzt, so reicht der angesparte Betrag bis zum Erreichen der Regelaltersrente, also dem Ende der Laufzeit der alternativen BU Versicherung.

Ab dem statistisch anzunehmenden Fall, dass eine dauerhafte Berufsunfähigkeit nach dem Alter von 55 Jahren eintritt, ist das Ansparen in diesem ETF bei der angenommenen Rendite der Leistung der BU Versicherung ebenbürtig. Tritt die Berufsunfähigkeit später ein, ist das Ansparen vorteilhafter. Besonders überlegen ist das Ansparen anstatt Versicherungsbeiträge zu zahlen natürlich dann, wenn keine Berufsunfähigkeit eintritt. Dann stehen der heute noch jungen Frau und ihren Angehörigen zu Beginn ihrer Altersrente zusätzlich 290.000€ als Absicherung zur Verfügung.

Das statistisch geringe Risiko einer Berufsunfähigkeit vor dem 55. Lebensjahr ist bei der Ansparvariante allerdings nicht oder nur gering, je nach Anspardauer, abgesichert. Hier gilt es bei der Aufteilung der persönlichen Vorsorgeleistungen zwischen Altersvorsorge und Absicherung gegen Berufsunfähigkeit abzuwägen. Dabei ist zu berücksichtigen, dass der Fall der Berufsunfähigkeit vor dem 55. Lebensjahr statistisch gesehen sehr gering ist, das Erreichen der Regelaltersrente mit 67 bei guter Gesundheit jedoch sehr wahrscheinlich. Der mögliche und häufiger zutreffende Fall einer Berufsunfähigkeit nach dem 55. Geburtstag ist bei der Ansparvariante ebenfalls abgedeckt. Ein Unsicherheitsfaktor bei diesem Vergleich ist natürlich, ob sich die vergangenen Renditen des MSCI World auf die Zukunft projizieren lassen. Bei der langen Laufzeit ist das aber eine nicht unvorsichtige Annahme.

Studentin mit niedrigen Monatsbeiträgen

Ganz anders ist das Bild, wenn die Siebzehnjährige eine Wissenschaft studiert. Dann zahlt sie vielleicht nur 30€ im Monat. Das Endkapital liegt bei sonst gleichen Annahmen bei 139.000€ nach fünfzig Jahren. Im Alter 55 stehen aber für den Fall einer Berufsunfähigkeit nur 65.000€ zur Verfügung, die nur eine monatliche Entnahme von lediglich 465€ erlauben würden. Deutlich weniger, als die BU Versicherung und viel zu wenig als Absicherung.

Im diesem zweiten betrachteten Fall stellt sich allerdings die Frage, ob eine dauerhafte Berufsunfähigkeit überhaupt als realistisches Szenario anzunehmen ist. Diese Frage haben wir weiter oben im Fall einer Bürotätigkeit bereits betrachtet. Bei einer Berufsunfähigkeit ab 55 Jahren stünde sie beim Ansparen zwar nicht gänzlich mittellos da, von einer ausreichenden Grundsicherung wäre sie jedoch weit entfernt. Hier ist die Abwägung zwischen Alterssicherung und Berufsunfähigkeit vornehmlich dadurch geprägt, wie hoch die Wahrscheinlichkeit einer Berufsunfähigkeit anzusetzen ist.

Tarife mit Beitragsrückgewähr

Das Angebot einiger BU Tarife, die eingezahlten Beiträge im Fall, dass keine Leistungspflicht bis Laufzeitende eintritt, zurückzuzahlen, ist mit Vorsicht zu betrachten. Der entscheidende Verlust sind nicht die eingezahlten Beiträge, sondern die entgangene Rendite bei dem alternativen Ansparen. Dieser größere Betrag verbleibt in jedem Fall beim Versicherer. Der Vorteil der Beitragsrückzahlung wird durch noch höhere Beiträge erkauf. Diese zusätzlichen Beiträge selber anzulegen und damit eine Rendite zu bekommen wird meist der bessere Weg sein.

Existenzschutzversicherung

Relativ neu am Markt sind Existenzschutzversicherungen. Sie sind eine Kombination von Unfallversicherung, Dread Disease (Angst vor Krankheit) und Grundfähigkeitsversicherung. Der Leistungsfall tritt ein bei entweder einem Unfall, wie bei der klassischen Unfallversicherung, einer schweren klar definierten Leistungsminderung eines Organs (Herz, Niere, Lunge, Leber) oder wenn bestimmte Grundfähigkeiten wie Gehen, Sitzen, Sprechen, Hören, Sehen usw. eingeschränkt sind. Hinzu kommt eine allerdings zeitlich begrenzte Leistungspflicht bei Krebserkrankung. Die Voraussetzungen, in welchem Fall die Versicherung eine Rente zahlt oder auch Pflegekosten übernimmt, sind ganz klar an medizinischen Messgrößen festgemacht. Das kann beispielsweise die Messung der Herzleistung mit bereits im Bedingungswerk zum Vertrag genau benannten medizinischen Größen sein, oder im Fall der Grundfähigkeiten die ärztliche Feststellung, wie lange der Versicherte unter genau beschriebenen Bedingung sitzen oder gehen kann.

Psychische Erkrankungen und Bandscheibenschäden durch Verschleiß sind die Hauptründe, warum Menschen berufsunfähig werden. Psychische Erkrankungen werden von der Existenzschutzversicherung nicht abgedeckt._Bandscheibenschäden nur indirekt, über die benannten Bedingungen wie den Verlust der Fähigkeit, eine bestimmte Zeit sitzen zu können, sich zu Bücken, Treppe zu steigen oder unter definierten Bedingungen zu gehen.

Während der Versicherungsfall für Unfälle, Organschäden und Krebserkrankung klar, wirklichkeitsgerecht und nachvollziehbar definiert ist, trifft das für den Bereich Verlust von Grundfähigkeiten nur eingeschränkt zu. Kann die Versicherte beispielsweise keine halbe Stunde mehr aufrecht sitzen, nicht ohne abstützen aufstehen und sich nicht mehr bücken, bekommt sie keine Rente. Kann sie aber zusätzlich keine zehn Minuten mehr stehen schon. Hier müssen die Versicherungsbedingungen vor Vertragsabschluss sehr genau studiert werden.

Vorteilhaft kann die ESV für körperlich arbeitende Berufe sein, bei denen die Beiträge für die BU Versicherung sehr hoch sind, wie Handwerker oder Landwirte. Die ESV kann aber auch für Büroberufe sinnvoll sein, obwohl die Beiträge beider Versicherungen hier vielleicht gleich sind. Die Bürokraft, die eine Querschnittslähmung erleidet und einen Arm verliert, bekommt vielleicht keine BU- Rente, aber eine Rente aus der Existenzschutzversicherung. Die ESV ist aber noch nicht lange am Markt, so dass zu Leistungsfällen und langen Laufzeiten noch keine öffentlich zugänglichen Informationen vorliegen. Deswegen ist die Beurteilung der Sinnhaftigkeit schwierig, weil die Definitionen des Leistungsfalls wie dargestellt im Bereich der Grundfähigkeiten sehr spezifisch sind.

Ein ganz großer Vorteil gegenüber der BU Versicherung wird sein, dass es keine Diskussionen gibt, ob die Leistungspflicht eintritt oder nicht. Diese Frage hängt allein davon ab, ob die Ärztin feststellt, dass die klar definierten Einschränkungen gegeben sind oder nicht. Auch das Einholen einer ärztlichen Zweitmeinung ist schon im Vertrag klar geregelt. Hier sollte es also weit weniger bis keine Streitfälle geben, wenn die

Erkrankung oder der Unfall eintritt, als bei der BU Versicherung.

Rentenversicherung

Der Begriff Rentenversicherung ist uns sehr vertraut. Wir kennen ihn von der gesetzlichen Rentenversicherung her. Die Rente kommt aus der Rentenversicherung. Ist doch klar. Eben wegen dieser Geläufigkeit wird der Begriff Versicherung im Zusammenhang mit der Rente nicht hinterfragt.

Eine Versicherung ist eine von einer Versicherungsgesellschaft getragene und verwaltete Solidargemeinschaft, in die viele Menschen jeweils im Verhältnis zu möglichen Schäden nur geringe

Beiträge einzahlen. Tritt dann ein Schadensfall bei Wenigen ein, werden diese wenigen aber teuren Schäden weniger durch die niedrigen Einzelbeiträge vieler Mitglieder der Solidargemeinschaft getragen. Das ist der Grundgedanke einer Schadensversicherung. Sei es nun dass Haus und Hof abbrennen in der Feuerversicherung, der frühzeitige Tod von Eltern junger Kinder in der Risikolebensversicherung oder eine Haftpflichtversicherung, die für die lebenslange Rente eines geschädigten Verkehrsteilnehmers aufkommt.

Warum die Rentenversicherung keine Versicherung ist

Bei der Rentenversicherung ist der Leistungsfall aber keineswegs ein

Schadensfall. Im Gegenteil: Wenn ein Schadensereignis vorliegt, zahlt die Versicherung nicht. Das ist der Fall, wenn Jemand früh verstirbt und keine Rente bekommt. Der Leistungsfall tritt bekanntermaßen ein, wenn Jemand die Regelaltersgrenze erreicht. Für die heutige Berufseinsteigerin ist das derzeit mit 67 Jahren der Fall.

Niemand wünscht sich, dass ein Haus abbrennen möge, damit sich seine Versicherungsbeiträge gelohnt haben. Jeder wünscht sich jedoch, lange und gesund Altersrente zu beziehen. Damit wird die Leistungspflicht der Rentenversicherung zum Normalfall. Bei allen anderen Versicherungen ist sie die Ausnahme. Wegen dieser umgekehrten Verhältnisse kann die Solidargemeinschaft der Versicherten bei der Rentenversicherung nicht funktionieren. Jeder möchte Leistung aus der Versicherung beziehen.

Warum der Generationenvertrag kein Vertrag ist

Deswegen gibt es den sogenannten *Generationenvertrag.* Die Erwerbstätigen zahlen für die Rentner. Das hat bei Gründung zur Zeit Bismarks ganz gut geklappt. Die Lebenserwartung lag eher unter, als über dem Renteneintrittsalter. Die Einzahlung begann schon früh, oft mit 16 Jahren. Das hat sich grundlegend gewandelt. Rentenbezüge sind deutlich länger geworden, mehrere Jahrzehnte und die Einzahlungen beginnen wegen längerer Schul- und Ausbildung später. Für die heutigen Einzahler gilt: Mit viel Glück bekommt man etwa die eingezahlten Beiträge wieder raus - ohne Verzinsung. Diese Aussichten sind so grottenschlecht, dass wohl Niemand den angeblichen *Generationenvertrag* unterschreiben würde. Tatsächlich hat das auch Keiner getan. Es wäre auch sinnlos, da die dritte Partei, diejenigen, die den aktuellen Beitragszahlern später eine Rente zahlen soll, noch nicht geboren oder noch nicht volljährig ist und deswegen beim Vertragsabschluss fehlen würde. Der Gesetzgeber hilft sich hier mit einem Trick- die Mitgliedschaft ist für die meisten Menschen Pflicht. Dass das ganze System gegen die Wand fährt ist abzusehen.

Private Altersvorsorge

Will die Berufseinsteigerin heute dafür sorgen, dass sie in ihrem Rentenalter nicht der Armut verfällt, muss sie selber etwas unternehmen. Und aus alter Gewohnheit- ganz klar, was tut sie- sie schließt eine zusätzliche Rentenversicherung ab. Der Begriff ist wie dargelegt so schön vertraut und eine Versicherung, das gibt Sicherheit. Schon sitzt sie in der Falle. Die Versicherung, die gar keine ist, kann nur ansparen. Auf eine Solidargemeinschaft wie echte Versicherungen kann sie nicht zurückgreifen. Beim Sparen kommt es aber ganz wesentlich auf die Gebühren an, gerade, wenn es keine Zinsen gibt. Das kann jeder ganz einfach und eindrucksvoll mit einem der kostenlosen online- Zinsrechner nachvollziehen. Wo soll die Rendite herkommen, wenn noch vier Prozent Gebühren abgezogen werden? Nun kommt noch des Deutschen Urangst vor Aktien dazu. Das ist nur etwas für Spieler und Glücksritter, oder?

Neues Geld von der Notenbank landet bei Aktien und Anleihen

Vergangene Renditen zeigen ein anderes Bild. Der deutsche Leitindex Dax wurde 1988 bei 1.000 Punkten gegründet. Inzwischen geht er bei allen Schwankungen auf 14.000 Zähler zu. Der 1884 gegründete amerikanische Dow Jones industrial Index lag 1920 um 1000 und ist heute, bei allen Schwankungen, Richtung 30.000 Zähler unterwegs. Natürlich ist der größte Teil der Zuwächse rein nominell- er spiegelt nichts anderes als die Geldentwertung wieder. Aber bei allen Talfahrten wegen Weltwirtschaftskrisen, Kriegen oder Pandemien wie Corona, das stetige Ansteigen ist auf lange Sicht nicht aufzuhalten. Schon allein deswegen nicht, weil die Geldmenge nominell immer größer wird und am Ende den Weg an die Börse findet. Gerade auch in

Fällen wie nach der Corona Krise wird genau dieses Szenario eintreten. Die Staaten drucken Unmengen von neuem Geld, um die Wirtschaft vor dem Zusammenbruch zu bewahren. Hat sich die Lage beruhig, stürzt sich das dann freiwerdende neue Geld ohne echten Gegenwert in der Realwirtschaft, wieder auf die so verlockend eingebrochenen Börsen und entfacht einen Wettlauf hin zu neuen Höchstständen. Denn was die Notenbanken gut können ist, Geld neu zu schaffen. Was sie regelmäßig vergessen ist, dieses Geld hinterher wieder einzusammeln. Das ist auch nicht so einfach möglich. Natürlich kann das ganze System irgendwann kollabieren. Eine Beteiligung an Unternehmen, nichts anderes sind Aktien, bleibt aber immer ein Sachwert. Das Risiko einer Geldanlage wird geringer, wenn die Streuung größer wird. Im Morgan Stanley Capital Index (MSCI) World sind 1600 Unternehmen beteiligt. Bei einer

Laufzeit der siebzehnjährigen Berufseinsteigerin von 50 Jahren bis zu ihrem Rentenalter bleibt am Ende eine Werterhöhung, die in der Vergangenheit bei 8% gelegen hat.

Fondsgebundene Rentenversicherung

Um hier teilzuhaben bieten Rentenversicherungen auch fondsgebundene Varianten an. Hier schlägt aber die Gebührenfalle voll zu. Und es wird schwer bis unmöglich, die Aktienbeteiligung vielleicht irgendwann gegen eine feste Geldanlage wie Staatsanleihen oder Haus zum Vermieten einzutauschen, wenn das Rentenalter naht, sollte das erforderlich werden. Bei der langen Laufzeit sind auch andere Gründe für ein solches

Vorgehen denkbar, die heute noch nicht absehbar sind. Fondsgebundene Rentenpolicen sind also besonders unsinnig, weil das einzige Argument für die Rentenversicherung, eine zwar sehr magere, aber dafür sichere Rente zu bekommen, auch noch ausfällt.

Ein halbes Jahrhundert ist eine lange Zeit

Wem das alle zu unsicher ist, der sollte beachten: Eine heute abgeschlossene Rentenversicherung benennt eine in fünf Jahrzehnten auszuzahlende Rente in Euro. Wieviel ein Euro dann noch wert ist, und ob es ihn in 2070 und später überhaupt noch gibt darf vorsichtig betrachtet als eher ungewiss angesehen werden. Hier vertraut der Versicherungsnehmer weit mehr auf ein weiterhin rundlaufendes System, als der Sparer, der sich durch im MSCI World zusammengefassten Aktien von 1600 Unternehmen an Sachwerten beteiligt. Die Laufzeit macht´s.

Als Alternative zur Rentenversicherung sollte die junge Frau also direkt in einem Sparplan für einen ETF auf den MSCI World sparen. Genauso, wie bei der Berufsunfähigkeitsversicherung dargestellt.

Argument Steuervorteile

Versicherungsvertreter verweisen gern auf mögliche Steuervorteile. Wer ein Angebot einer Rentenversicherung mit dem direkten Ansparen vergleichen möchte, kann das einfach auch unter Berücksichtigung der Abgeltungssteuer mit einem der kostenlos angebotenen Online- Zinsrechner tun. Das ist kein Hexenwerk. Ein paar Zahlen eingeben und fertig (https://www.zinsen-berechnen.de/). Es wird immer so sein, dass die Gebühren der Versicherer so hoch sind, dass das direkte Ansparen bei der langen Laufzeit eine weit höhere Rendite bringt. Zudem ist es nicht annähern möglich, die Steuerregelungen und sonstigen Gemeinheiten des Staates für die nächsten fünf Jahre, geschweige denn die nächsten fünfzig Jahre vorherzusagen. Private Altersvorsorge für junge Menschen heißt nicht aus alter Gewohnheit Rentenversicherung, sondern ein nahezu gebührenfreies Ansparen (z.B. onvista Bank) auf einen relativ risikoarmen Aktienindex wie den MSCI World.

Im Rentenalter gibt es oft Angehörige

Ein ganz anderer Aspekt jedoch ist viel wichtiger und wird meist völlig ausgeblendet: Noch ist sie mit 17 Jahren am Anfang ihres Lebens. Da könnte sich noch einiges ändern. Vielleicht hat sie in fünfzig Jahren Familie. Beim Thema Rente wird sie dann eventuell eine gemeinsame Versorgung mit dem Partner anstreben. Versichert sie sich heute bei einer privaten Rentenversicherung und sollte sie vor Renteneintritt versterben, bekommen ihre Angehörigen bei vielen Verträgen die eingezahlten Beiträge nebst 2% Zinsen zurück. Verstirbt sie im Rentenalter, bekommt ihr Partner von der angesparten Summe jedoch nichts. Bei einer Sparrate von 150€ im Monat wären das bei 6% Rendite nach fünfzig Jahren 350.000€, bei 8% Rendite im

MSCI World 570.000€ nach Abzug der aktuellen Abgeltungssteuer. Es wäre doch schade um das Geld.

Versicherungsvertreter würden jetzt argumentieren, man könnte ja eine Hinterbliebenenrente im Vertrag mit einbinden. Davon ist abzuraten. Das macht die Gebühren noch höher und die Versicherung im anzunehmenden Fall eines langen und glücklichen Lebens bis ins hohe Alter noch viel unattraktiver gegenüber dem Ansparen.

Bei all diesen grundsätzlichen Überlegungen ist es unerheblich, ob die Rentenversicherung eine klassische Versicherung oder eine fondsgebundene ist.

Wo die gesetzliche Rentenversicherung gegenüber der privaten im Vorteil ist

Ein grundsätzlicher Nachteil der privaten Rentenversicherung ist, dass sich die junge Frau heute entscheiden muss, welche Beitragshöhe sie im nächsten halben Jahrhundert zahlen möchte und welche Rente sie in fünfzig Jahren benötigt. Das ist ein nahezu unmögliches Unterfangen. Das würde vergleichend dem entsprechen, wenn jemand das gleiche von 1970 auf heute, 2020, versucht hätte. In diesem Punkt ist die gesetzliche Rentenversicherung der privaten klar überlegen. Die gesetzliche richtet sich nach dem aktuellen Umfeld hinsichtlich Löhnen, Lebenshaltungskosten usw. Der andere gangbare und zu empfehlende Weg ist eben das einfache Ansparen. Die Sparbeiträge können variieren, wenn z.B. das Einkommen steigt. Anpassung an aktuelle Gegebenheiten- kein Problem.

Lebensversicherung

Wenn unsere Berufseinsteigerin älter wird hat sie vielleicht den Wunsch in einer festen Partnerschaft zu leben oder auch eine Familie zu gründen. Spätestens dann sollte sie auch ihre nun neu hinzugekommenen Angehörigen für den Fall absichern, dass ihr etwas zustößt. Eine Risikolebensversicherung ist für jeden unverzichtbar, der mit Menschen zusammenlebt, die ihr sehr wichtig sind und die sie für den Fall, dass sie verstirbt, zumindest finanziell versorgt wissen möchte. Bei der Auswahl der richtigen Gesellschaft hilft ebenso wie bei den anderen besprochenen Versicherungen auch der Tarifvergleich der Stiftung Warentest Finanztest weiter.

Das Wichtigste zum Schluss

Wenn Sie oder ihr Kind volljährig werden ist das ein guter Zeitpunkt über Vorsorge und Absicherung nachzudenken und hier aktiv zu gestalten.

Was Sie tun sollten:

- Das Wichtigste ist, einen Sparplan zu möglichste geringen Gebühren auf einen ETF, z.B. auf den MSCI World, anlegen. Beispielsweise bei der onvista Bank (keine Depot- und Ausführungsgebühren) auf den iShares Core MSCI World UCITS ETF.
- Legen Sie den Monatsbetrag so hoch wie es Ihnen möglich ist fest. Sie können ihn jederzeit ändern. Zahlen Sie aber durch Bankeinzug, damit Sie nicht jeden Monat in Versuchung kommen, diesen einen Monat einmal auszusetzen, was sich dann leicht wiederholen könnte.
-
- Eine Pflegeversicherung abschließen

- Intensiv nachdenken und abwägen, ob Sie eine Berufsunfähigkeitsversicherung abschließen möchten, oder den Monatsbeitrag lieber ebenfalls dem Sparplan zuführen
-
- Sollten Sie sich gegen die Berufsunfähigkeitsversicherung entscheiden ggf. eine Existensschutzversicherung mit geringen Beiträgen in Betracht ziehen
-
- Das Motorrad verkaufen
-
- Sobald Sie Angehörige absichern möchten eine Risikolebensversicherung abschließen

Was Sie nicht tun sollten:

- Eine private Rentenversicherung abschließen
- Sich vorschnell auf allerlei lustige Zusatzversicherungen einlassen, die nicht existenzbedrohende Risiken absichern wie Krankentagegeld-, Zahnersatz-, Ausbildungsversicherung u.a.

Hilfe holen

Wenn Sie sich mit den Fragen überfordert fühlen und Bedingungswerke für Versicherungen nicht zu Ihrer Lieblingslektüre zählen, sollten Sie sich bei einer Honorarberatung Hilfe holen. Diese einmalige Investition ist eine lohnende Ausgabe. Gehen Sie nicht der Einfachheit halber zur netten Versicherungsvertretung um die Ecke, bei der Sie ihre Sachversicherungen für Ihr Auto oder Haus abgeschlossen haben.

Honorarberatung auch im Leistungsfall

SocialSolvent (https://www.socialsolvent.de/)

Literaturempfehlungen

Björn Thorben und M. Köhnke; Rechtliche Fallstricke in der Berufsunfähigkeitsversicherung Wolters Kluwer

Stiftung Warentest Finanztest; Themenpaket Berufsunfähigkeit und Themenpaket Pflegeversicherung als PDF erhältlich

Haftungsausschluss

Die Benutzung dieses Buches und die Umsetzung der darin enthaltenen Informationen erfolgt ausdrücklich auf eigenes Risiko. Der Verlag und auch der Autor können für etwaige Schäden jeder Art aus keinem Rechtsgrund eine Haftung übernehmen. Rechts- und Schadenersatzansprüche sind ausgeschlossen. Das Werk inklusive aller Inhalte wurde unter größter Sorgfalt erarbeitet. Dennoch können Druckfehler und Falschinformationen nicht vollständig ausgeschlossen werden. Der Verlag und auch der Autor übernehmen keine Haftung für die Aktualität, Richtigkeit und Vollständigkeit der Inhalte des Buches, ebenso nicht für Druckfehler. Es kann keine juristische Verantwortung sowie Haftung in irgendeiner Form für fehlerhafte Angaben und daraus entstandenen Folgen vom Verlag bzw. Autor übernommen werden. Für die Inhalte von den in diesem Buch abgedruckten Internetseiten sind ausschließlich die Betreiber der jeweiligen Internetseiten verantwortlich.